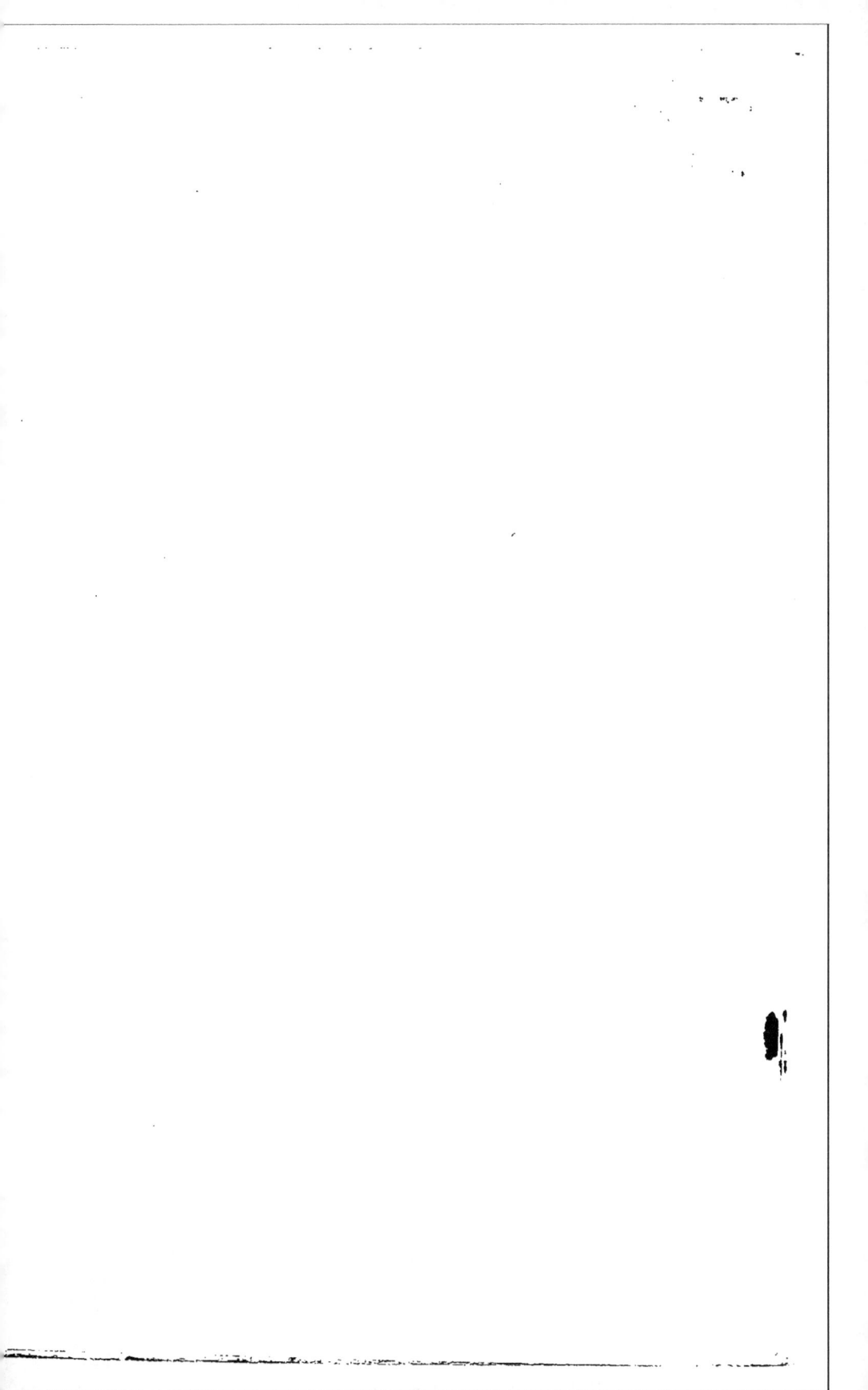

$I_c{}^{49}/_{10}$

RAPPORT

SUR LA RAGE

PAR M. LE Dʳ BOURGUET, D'AIX,

Chirurgien en chef de l'Hôpital, Secrétaire du Conseil
d'Hygiène,

**Fait au Conseil d'Hygiène et de Salubrité de l'Arron-
dissement d'Aix, au nom d'une Commission composée
de MM. Silbert, Rougon et Bourguet.**

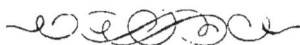

TYPOGRAPHIE REMONDET - AUBIN,
Sur le Cours, 55.

1859.

RAPPORT

SUR

UN CAS DE RAGE INOCULÉE

Observé à Aix dans le courant de Février 1859.

MESSIEURS,

§ 1.

La commission, dont nous sommes l'organe, a été chargée de vous faire un rapport sur les faits relatifs à la cause de la mort du sieur B..., décédé dans sa propriété, à Valcros, commune d'Aix, le 25 février dernier.

Voici les principales circonstances qui ont précédé et accompagné cette mort :

B... (H..), propriétaire, âgé de 48 ans, d'un tempéramment sanguin, d'une bonne santé habituelle, paraissant doué d'une forte et vigoureuse constitution au physique et au moral, fut mordu, le 51 janvier dernier, au doigt auriculaire de la main gauche, par un petit chien épagneul qu'il possédait.

Ce petit chien lui-même avait été mordu, 15 à 20 jours auparavant, sans la moindre provocation, par un gros chien qui paraissait sans maître et suivait les bords de la rivière de l'Arc, mais sur le compte duquel il n'a pas été possible d'obtenir des renseignements plus précis.

Quoi qu'il en soit, l'épagneul de M. B... présenta au bout de 15 à 16 jours des signes incontestables de la rage : Il était triste, abattu, quitta à plusieurs reprises le domicile de son maître, avait le poil hérissé, aboyait d'une manière toute particulière, refusait l'alimentation qu'on lui offrait, et enfin manifestait à un haut degré l'envie de mordre. Les choses arrivèrent au point que M. B... crut prudent de ne pas le laisser libre et se décida à le sacrifier, après deux jours de séquestration, malgré l'affection toute particulière qu'il portait à cet animal. Ce fut en cherchant à lui donner des soins, une demi-heure environ avant de le sacrifier, que cet homme fut mordu. La blessure fut très légère, et, au dire de sa femme, il ne s'écoula même pas de sang. Tout se borna à une simple ecchymose, vers l'extrémité du doigt, qui persista pendant trois ou quatre jours et se dissipa ensuite. Elle ajoute qu'elle fut aussi mordue elle-même à un doigt, mais d'une manière encore plus légère que son mari, sans plaie, ni ecchymose.

A la suite de cette blessure, aucun médecin ne fut appelé. Le malade, grand partisan de la méthode Raspail, se borna à laver son doigt avec de l'eau sédative. Il resta d'ailleurs fermement convaincu, ainsi que sa femme, que l'animal n'était pas enragé.

Jusqu'au 19 février, rien de particulier ne se produisit, seulement il existait depuis quelques jours de la tristesse et la perte de l'appétit. Le 19 février, à le suite d'une course en ville, cet homme se sentit pris d'un malaise général, de courbature et d'un sentiment de constriction à la poitrine qu'il chercha à combattre par l'emploi de quelques boissons seudorifiques.

Le lendemain, cet état s'étant aggravé, M. le docteur Payan fut appelé et constata, comme symptômes prédominants, un sentiment de gêne et de constriction à la gorge avec malaise général et un peu de surexcitation nerveuse. Notre confrère, à qui ni le malade ni sa femme ne firent part de l'existence d'une morsure antérieure et des faits qui s'y rattachaient, se borna à prescrire l'emploi des boissons délayantes et d'une potion anti-spasmodique.

22 février, M. Payan trouve le malade en proie à une excitation assez vive et à une grande exaltation morale. Le pouls est plein et fréquent. L'impossibilité de la déglutition presque complète. La simple approche d'un liquide provoque de la répulsion et va même jusqu'à déterminer des mouvements convulsifs, malgré une soif des plus intenses (saignée abondante ; bain général prolongé ; embrocation avec un liniment belladoné autour du cou).

Le soir tous les symptômes ont augmenté ; exaspérations de temps à autre, pendant lesquelles le malade s'agite et veut se lever du lit (sangsues au-devant du cou ; bain général répété).

25 février, nouvelle exhacerbation plus forte que toutes celles observées jusque-là. M. Payan est appelé de grand matin et reste près de quatre heures auprès du malade. Outre les symptômes constatés la veille, tels que constriction à la gorge et à la poitrine, horreur des liquides, agitation générale, etc., il existe une sputation incessante

qui l'oblige à tenir la bouche ouverte et à essuyer fré-
quemment la salive qui s'écoule de ses lèvres. La pensée
de la mort et d'une mort prochaine se manifeste plusieurs
fois dans ses paroles et se traduit en témoignages affectueux à l'égard de sa femme et des assistants. (Nouvelle
saignée générale suivie d'inhalations de chloroforme).

La chloroformisation est fort incomplète, quoique plus
de 50 grammes de chloroforme soient dépensés, et elle
ne produit pas l'anesthésie, soit par suite des difficultés
que présente l'inspiration, soit à cause de la répugnance
que le chloroforme inspire au malade, toutefois un peu de
calme se manifeste après l'emploi de cette double médication. Malheureusement il est de courte durée, et la déglutition des liquides reste toujours impossible.

Avant de se retirer, M. Payan apprend de la bouche de
quelques voisins l'existence d'une morsure antérieure et
les autres circonstances qui s'y rattachent, et dont il a été
question précédemment. Tout s'explique alors à ses yeux.
Mais en présence d'un cas aussi grave, notre confrère de-
mande qu'un ou plusieurs médecins lui soient adjoints.

Arrivé auprès de lui, à quatre heures de l'après-midi,
avec MM. Payan et Savournin, nous constatons les symptômes suivants :

Expuition très considérable de salive écumeuse et
gluante; ce liquide coule sur les lèvres, le menton et le
haut de la poitrine, de façon qu'une personne est obligée
de rester auprès du malade pour l'essuyer à tous les instants. Sentiment pénible de suffocation et de constriction à
la gorge. Les yeux sont brillants, la figure est pâle et
exprime une véritable terreur à la vue des liquides, des

corps brillants ou bien lorsqu'on cherche à le faire boire. A deux reprises différentes, nous essayons de lui faire avaler une cuillerée à café d'eau sucrée. Le malade, qui a l'air d'un homme très courageux, après avoir lutté quelques instants, finit par laisser approcher la cuillerée de ses lèvres. Mais à peine quelques gouttes de liquide ont-elles pénétré dans la bouche, qu'une contraction spasmodique des muscles, du larynx et du pharynx lui fait rejeter brusquement le liquide introduit. Cette double tentative est suivie chaque fois d'un accès de suffocation et d'une expression d'angoisse et de terreur difficiles à dépeindre. Les muscles du tronc, des membres, de la face entrent en convulsion. Les yeux sont hagards et paraissent sortir de l'orbite. Enfin l'asphyxie semble imminente par l'effet de la contraction du larynx et du pharynx. Tous ces symptômes persistent quelques instants, après quoi le malade paraît plus calme. Le pouls est petit, concentré, presque filiforme. Il existe un trouble général insurmontable. Le malade ne répond pas aux questions qu'on lui adresse et ne paraît pas comprendre ce qui se passe autour de lui. Le doigt mordu ne présente rien de particulier. Il n'existe pas de vésicules appréciables sur les côtés du frein de la langue, ni au-dessus de cet organe ou à la surface interne des joues. Pas d'envie de mordre. Le malade est seulement très agité et cherche à se lever de son lit. Nous restons auprès de lui jusqu'à cinq heures. Mort à six heures, sans convulsions et presque sans agonie.

L'autopsie n'a pas été faite.

§ II.

Le cas dont nous venons de faire connaître les principaux détails peut donner lieu à quelques considérations
d'une certaine importance, au point de vue de l'hygiène
publique et de la pathologie proprement dite.

Et d'abord, à quelle maladie a succombé M. B.... ?

Aucun doute ne nous semble possible à cet égard. Il
suffit, en effet, d'examiner attentivement les diverses circonstances qui ont précédé l'apparition de la maladie, sa
marche, ses symptômes, sa terminaison, etc., pour rester
convaincu que ce malheureux est mort bien réellement
victime de l'inoculation du virus rabique !

Quelle autre maladie, en dehors de la rage, offrirait-elle
réunis tous les symptômes observés chez cet homme, tels
que sensation de constriction au larynx et au pharynx,
gêne de la respiration, impossibilité absolue de la déglutition, principalement des liquides, horreur des corps brillants, excitation générale revenant par accès, écoulement
abondant de salive écumeuse et gluante, aggravation ra-
pide malgré une médication rationnelle ; enfin, mort dans
l'espace de moins de quatre jours ? — Évidemment il n'en
est aucune dans le cadre nosologique où tout cela se fût
rencontré à la fois.....

L'existence de la rage chez le chien qui avait produit la
morsure, nous paraît également à l'abri de toute contes-
tation. Pour s'en convaincre, il suffit de rappeler les faits
qui ont précédé la mort de l'animal et qui ont obligé son
propriétaire à le sacrifier, malgré l'attachement qu'il lui

portait. Bien plus, le premier chien par lequel celui de
M. B.... avait été mordu était encore très probablement
enragé, puisqu'il mordit, sans avoir été provoqué, un
chien beaucoup plus petit que lui, qu'il n'aboyait pas,
était sans maître et errait dans la campagne. Nous rap-
pellerons d'ailleurs qu'un certain nombre de chiens re-
connus atteints de la rage ont été observés à Aix et dans
les environs, dans le courant des mois de janvier, février
et mars 1859.

Ce qui a pu engager quelques personnes étrangères à
la médecine, qui ont eu connaissance ou qui ont été té-
moins de la maladie et de la mort du sieur B..., à croire
que cet homme n'était pas enragé, c'est qu'il a conservé
son intelligence presque jusqu'au moment de la mort, et
qu'il n'a jamais manifesté l'envie de mordre.

On s'imagine en effet généralement dans le monde, que
la rage s'accompagne toujours d'actes de férocité et d'envie constante de mordre, de même qu'on suppose que la
folie ne saurait exister sans délire furieux et sans que les
sujets battent, cassent et fassent du mal. Ce sont là des
erreurs graves qu'il appartient aux médecins et aux conseils d'hygiène de signaler, car elles peuvent être dan-
gereuses par la fausse sécurité qu'elles inspirent et par
l'absence de précautions qu'elles entraînent. Pour la rage
en particulier, non-seulement l'envie de mordre n'est pas
constante chez l'homme et parfois même chez les animaux ;
mais cette circonstance constitue, au contraire, l'excep-
tion dans l'espèce humaine. Tous les médecins qui l'ont
observée de près savent qu'il n'est pas rare de rencontrer
des sujets atteints de cette terrible et cruelle maladie qui

restent doux, affectueux et manifestent la tendresse la
plus expansive pour leurs proches. Celui dont nous venons de rapporter l'observation en est un nouvel exemple,
car il paraissait très affectionné à sa femme et exprimait
vivement sa reconnaissance des soins que cette dernière
lui prodiguait.

Une autre considération qui ressort de ce fait et que
nous croyons utile de signaler au point de vue de l'hygiène
publique, c'est que la frayeur et la préoccupation ne sau-
raient être regardées comme causes exclusives de la rage,
ainsi que quelques personnes, parmi lesquelles on compte
des médecins, seraient disposées à le croire. Voilà un
homme, en effet, qui ne se préoccupe nullement de la
morsure qu'il a reçue, qui attribue tous les symptômes
qu'il éprouve à un refroidissement ; bien plus, qui, au
milieu de ses souffrances et des paroxismes de son mal,
répète sans cesse « qu'il n'est pas enragé ; qu'on n'a rien
à craindre... », et qui pourtant succombe à cette affreuse
maladie en moins de quatre jours, vingt-trois jours après
avoir reçu la morsure ! ! !

Il est encore une remarque qui nous frappe et dont nous
croyons devoir dire quelques mots : c'est que l'inoculation
du virus rabique a eu lieu, chez ce malade, en l'absence
de toute plaie extérieure. L'examen du doigt mordu ne
présentait pas la moindre cicatrice et le rapport de la
femme a été toujours très explicite à ce sujet ; elle nous a
répété et affirmé, à plusieurs reprises, qu'il n'existait pas
de plaie, au moment de l'accident ; qu'il ne s'était pas
écoulé une seule goutte de sang ; enfin qu'il n'y avait qu'une

simple ecchymose qui s'était dissipée au bout de trois ou
quatre jours. Ce fait, qui n'est pas d'ailleurs analogue dans
la science (¹), constitue un motif de plus pour que les personnes appelées à donner leurs soins aux hommes et aux
animaux atteints de la rage s'entourent de précautions.
en évitant tout contact un peu prolongé avec les diverses
humeurs de l'économie, particulièrement avec la salive,
qui renferme, sinon exclusivement, du moins à un très
haut degré, le principe virulent et contagieux de la maladie. Nous croyons ces préceptes applicables, non-seule
ment lorsque la peau ou l'épiderme présentent une solu-

(¹) Nous avons lu, dit M. Delafond, qu'un anatomiste
fut attaqué et mourut de la rage pour avoir disséqué le
cadavre d'un chien enragé (*Tr. sur la police sanit. des
anim. dom.* p. 703).
Le même auteur relate plusieurs faits dans lesquels le
lait et la chair d'animaux enragés ont également transmis
la maladie (*Ibid.*, p. 706).
Enaux et Chaussier assurent que diverses personnes
ont été prises de la rage pour s'être mouchées avec des
linges souillés par la bave d'un animal enragé (*Méth. de
trait. les mors. des anim. enrag. et de la vipère.* Dijon,
1785, in-12).
Palmérius raconte qu'il fut témoin oculaire de la mort
de plusieurs chevaux et de plusieurs vaches qui avaient
mangé de la litière sur laquelle des cochons enragés avaient
couché (Delabère, Blaine, *Mal. des chiens, trad. franc.,*
p. 259).
M. Busnout rapporte le fait d'un chien atteint de rage
pour avoir seulement léché la bouche de sa maîtresse, en
proie à la même affection (*Diss. sur la rage, Thèse.* Paris,
1814, in-4°).
Au rapport de Cœlius-Aurélianus, une couturière au-
rait contracté la maladie en se servant de ses dents pour

tion de continuité, mais encore, dans le cas contraire, spécialement pour les muqueuses et pour les points où la peau est fine et délicate. Si on nous objectait que Mme B... n'a éprouvé aucun accident, quoiqu'elle ait soigné son mari sans prendre la moindre précaution et qu'elle eût été mordue par le même chien, nous répondrions que chez elle la morsure était plus légère, que la rage pourrait, à la rigueur, se déclarer plus tard, et enfin qu'un fait négatif ne saurait détruire un fait positif. On sait que les maladies virulentes ne sont pas toujours contagieuses et

---

découdre le manteau d'un homme atteint de rage (Rochoux. *Dict. de méd.*, t. xxvii, p. 185).

Le docteur Bardsley, sur l'autorité du docteur Perceval, cite un homme qui fut, pendant qu'il dormait par terre, léché autour de la bouche par un chien infecté, mais qui ne le mordit pas. Il fut saisi de l'hydrophobie et en mourut (Delabère-Blaine. *Op. cit.*, p. 2^8).

Nous tenons, de notre confrère distingué, M. L. Castellan, le fait suivant :

Un de ses parents, de Rians (Var), M. C..., étant à la chasse, voit venir à lui un gros chien qui fait mine de vouloir le mordre. Au moment où le chien est sur le point de l'atteindre, M. C... introduisit le canon de son fusil dans la gueule de l'animal et le tue. Quelque temps après il rencontre un de ses amis à qui il raconte ce qui vient de lui arriver ; pendant cette conversation, il pose machinalement son fusil à terre et appuye le bout du canon dans la paume des mains près de la bouche. A quelques temps de là, M. C... est pris de la rage et en meurt. Inutile d'ajouter qu'aucune morsure n'avait été faite.

De pareils faits méritent d'être connus et commandent la plus extrême prudence. En face d'une maladie comme la rage, il vaut encore mieux prendre des précautions superflues que d'en négliger d'utiles ?

qu'on rencontre certains organismes qui y semblent, pour ainsi dire, réfractaires. Cela se voit tous les jours pour la gale , la syphilis , la variole , la rougeole, la morve, le farcin , etc., etc., d'ailleurs, la morsure du sieur B... ayant été accompagnée d'ecchymose , il n'est pas impossible qu'il ait existé en même temps une excoriation ou légère entamure de l'épiderme, trop superficielle pour apparaître à l'œil et laisser écouler du sang , mais suffisante pour déterminer l'inoculation du virus rabique.

Quant à ce qui se rapporte au traitement , nous avons eu malheureusement à constater son impuissance de même que dans tous les cas de rage déclarée. — L'emploi du chloroforme appliqué dès le début et porté au point de produire une anesthésie complète, eût-il permis d'obtenir un résultat plus avantageux ? Nous hésitons à le croire , en nous fondant sur l'amélioration momentanée et peu considérable , survenue après la chloroformisation.

Mais qu'il nous soit permis de manifester les regrets que nous inspire la conduite de cet homme : non-seulement , en effet, il est plein de confiance en un système absurde et mensonger, qui compte déjà un certain nombre de victimes chez le peuple , par suite de la facilité de son administration et des applications imprudentes qui en sont faites journellement, confiance qui l'empêche de recourir à un traitement rationnel (la cautérisation) qui eût pu prévenir le développement de la maladie , et par conséquent le sauver ; mais, après avoir fait appeler un médecin, il ne lui parle même pas de la morsure qu'il a reçue et des autres circonstances qui eussent permis d'établir de bonne heure un diagnostic précis, et ce n'est que par l'intermédiaire d'étrangers que la vérité finit par être découverte.....

Il y a là tout autant d'enseignements dont l'évidence frappe les yeux. Malheureusement ils risquent beaucoup d'être perdus pour ceux qui en auraient le plus de besoin? — Ce n'en était pas moins pour nous un motif de les signaler, convaincu qu'il est du devoir des conseils d'hygiène de s'efforcer de propager les idées saines et les pratiques utiles, en un mot, d'éclairer les populations sur leurs véritables intérêts.

CONCLUSIONS.

Nous terminerons ce travail par les conclusions suivantes :

1° La mort du sieur B... doit être attribuée à la rage inoculée.

2° L'autorité municipale devra être invitée à redoubler la surveillance qu'elle exerce habituellement sur les chiens errants et dépourvus de muselière.

3° Il serait avantageux de pouvoir porter à la connaissance des populations, particulièrement des populations rurales, les symptômes par lesquels se traduit la rage chez le chien et les principaux animaux domestiques.

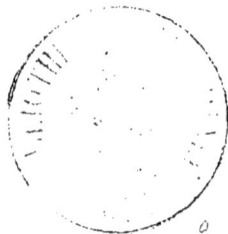

www.ingramcontent.com/pod-product-compliance
Lightning Source LLC
Chambersburg PA
CBHW070221200326
41520CB00018B/5728